QUELQUES MOTS

SUR LE

TRAITEMENT LE PLUS AVANTAGEUX

POUR LA CURATION

DES MALADIES

DES

VOIES RESPIRATOIRES

PAR LE

Docteur M. ESCOUBAS

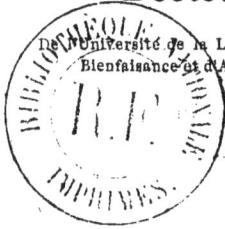

De l'Université de la Louisiane, ex-médecin de la Société Française de
Bienfaisance et d'Assistance mutuelle de la Nouvelle-Orléans.

TOULOUSE
TYPOGRAPHIE DE J.-M. BAYLAC
1, RUE DU MAY, 1

1874

AVANT-PROPOS.

Nouvellement revenu dans mon pays, je sens la nécessité de rappeler à mes anciens clients et amis, que j'ai pratiqué la médecine et la chirurgie parmi eux pendant quinze ans ; je désire aussi leur faire savoir, que mes études et mon expérience ont continué pendant vingt ans à la Nouvelle-Orléans, un an au Mexique ; que dans le cours des études théoriques et pratiques, je suis devenu médecin de la Société Française de Bienfaisance et d'Assistance mutuelle de la Nouvelle-Orléans, pendant huit ans. Durant cette longue pratique, j'ai étudié et comparé les différentes méthodes de traitement des maladies des voies respiratoires, et principalement le catarrhe nazal, la phthisie pulmonaire, la laryngite, l'asthme. Ce que j'écris aujourd'hui est destiné à faire ressortir l'avantage des inhalations. J'ai, pendant trente-trois ans de pratique, formé mon opinion sur les meilleurs moyens thérapeutiques à employer pour la cure des maladies des voies respiratoires. Je m'estimerai fort heureux si j'atteints le but que je me propose, qui est de concourir, par ce travail, à porter le jour dans une question des plus difficiles de la pathologie médicale. La phthisie et l'asthme ont toujours été regardés comme incurables ; moi je les considère

comme deux maladies très graves, difficiles à guérir.
Depuis plusieurs années, poussé par le besoin d'ar-
river à leur cure, j'ai expérimenté l'inhalation de l'air
atmosphérique chargé de principes médicamentaux,
et j'ai reconnu souvent, par des effets curatifs,
qu'elle constituait le meilleur traitement à opposer à
ces terribles affections. Mon opinion n'est point une
simple théorie, elle repose sur vingt ans de pratique
aux Etats-Unis, un an au Mexique et quatorze ans
en France.

Longtemps avant moi l'esprit de l'homme s'est
tourmenté pour trouver les remèdes qu'il convient
d'employer efficacement dans les affections des organes respiratoires. L'air atmosphérique a été diver-
sement modifié : avant d'être dirigé vers les surfaces
pulmonaires, on l'a fait ingénieusement servir de
véhicule à des substances médicinales. C'est à
Ingenhousz qu'il faut rapporter la gloire d'avoir pro-
posé l'inhalation. Le docteur Selle, de Berlin, que de
grands succès ont rendu si recommandable, ne tarda
pas à répéter ses expériences, et la médecine pneu-
matique reçut la première impulsion de ces deux
célèbres observateurs. En 1793, le docteur Ferro,
dans un ouvrage publié à Vienne, a loué les proprié-
tés médicinales de l'oxigène dans le traitement des
affections de poitrine ; il guérit promptement, dit-il,
l'asthme périodique, et même la phthisie tuberculeuse.

Quelques Mots sur le Traitement le plus avantageux pour la Curation des Maladies des Voies Respiratoires.

CATARRHE NAZAL

Le nez est une partie importante des organes de la respiration, on ne le comprend pas assez généralement; quand il n'est pas libre, nous sommes forcés de respirer par la bouche, ce qui porte l'air froid directement sur les poumons. Les narines modifient la température de l'air et nous avertissent, par l'odorat et les éternuements, quand quelque chose de nuisible s'approche du poumon.

Lorsqu'on respire difficilement par le nez, le gosier devient sec; on est doublement sujet aux maux de gorge, à la bronchite, à la phthisie, à l'asthme; il faut donc guérir le plus vite possible le catarrhe nazal et les tumeurs qui se développent dans les voies nazales. Ces excroissances de chair gênent beaucoup la respiration; les personnes qui les on parlent comme si elles souffraient d'un coryza, dorment la bouche ouverte. Ces tumeurs, outre le mal qu'elles font à la gorge et aux poumons, amènent souvent un asthme d'un caractère grave, qui se termine par la dilatation des cellules pulmonaires ou l'emphysème. C'est une folie, presque un suicide, que de se laisser ruiner la santé par de semblables affections, quand, par un conseil pris à temps, on peut éviter la souffrance et le danger.

Les phthisies fatales ne sont le plus souvent que la négligence volontaire de ces premières maladies.

Comment se délivrer du catarrhe nazal ? par un procédé fort simple et fort rapide. Un rhume de date récente se guérit, au bout d'une semaine, par l'inhalation; un rhume de quelques semaines seulement, par l'inhalation et les douches; un rhume chronique d'un an ou davantage, résiste plus longtemps; mais tous les cas sont curables si on suit un traitement convenable: il ne s'agit que de se donner chaque jour une demi-heure pour soigner sa santé.

On peut employer l'inhalation chez soi; la dépense est insignifiante, et le bienfait immense.

Jouer avec les rhumes et le catarrhe nazal en employant des sirops et des substances à priser, est toujours dangereux.

Pour être efficace, le traitement doit être complet, direct et actif, et aucun traitement ne guérit aussi bien et aussi vite que l'inhalation aidée d'un traitement rationel.

Je crois devoir avertir tous ceux qui éprouvent fréquemment le besoin de se débarrasser la gorge, qui se fatiguent et perdent haleine dans les moindres occasions, qu'ils sont sur le grand chemin des changements et des symptômes qui constituent la phthisie pulmonaire; que la maladie, dans la plupart des cas, débute par un rhume qui se termine en mal de gorge ou en catarrhe; que le mal envahit graduellement le tube aérien, rendant la voix rauque et indistincte. Le siége de la maladie est primitivement dans la membrane muqueuse du nez, de la gorge, du tube aérien et des bronches. Si les malades veulent éviter les dangers qui résultent de la phthisie à un degré avancé, ils ne devront pas négliger ces signes d'un mal menaçant; il faut tâcher vite, au contraire, par des moyens prompts et judicieux, de rendre à l'organe affecté sa santé primitive; on dit toujours au malade : ce n'est rien, c'est un léger rhume ou un peu de mal de gorge, une légère bronchite! Paroles trompeuses. Le mot de phthisie leur aurait fait ouvrir les yeux sur leur véritable état; on les a tenus dans une fausse sécurité, et on leur a permis de s'avancer ainsi jusqu'au bord du tombeau qui va maintenant les recevoir.

Il y a un point que je dois signaler, c'est la répugnance de ceux qui souffrent des affections de poitrine de se reconnaître en danger jusqu'à ce que la maladie ait atteint un degré avancé. Cela provient, sans doute, de la fausse opinion que l'on a que la plupart des cas ne laissent aucun espoir.

PHTHISIE

Je divise la phthisie pulmonaire en :
Phthisie à l'état de symptômes;
Phthisie naissante;
Phthisie invétérée.

On entend par phthisie à l'état de symptômes, la présence de signes qui indiquent que les poumons sont graduellement gênés dans leurs fonctions, sans qu'il y ait positivement un dépôt de tubercules. Les catarrhes, la bronchite, la laryngite, sont du nombre de ces symptômes. Ces affections, même quand elles sont légères, empêchent la respiration d'être libre, limitent la décarbonisation du sang, sont un obstacle à la vitalisation complète du chyle et à l'hématose du sang veineux dans le poumon, ne tardent pas à amener un état scrofuleux. A mesure que la bronchite s'établit plus fermement, la sécrétion muqueuse change entièrement, elle cesse d'être un liquide adoucissant et se transforme en liquide aigre et gluant, qui souvent obstrue complètement de très grands tubes bronchiques et prive d'air cette partie des poumons à laquelle ces tubes en fournissent. Lorsqu'un cas de ce genre se présente, la partie des poumons qui est privée d'air s'affaisse, et le sang qui est envoyé dans les poumons n'étant pas hématosé, y dépose une sécrétion carbonaté sédimentaire qui est le noyau des tubercules. Telle est dans neuf cas sur dix l'origine de la tuberculose. Le traitement qui convient pour empêcher la tuberculisation, est de rétablir le rhythme normal qui se trouve dérangé par l'affection chronique et l'affaissement du poumon, c'est le moyen unique d'arracher le malade à la terrible étreinte de la phthisie.

Le catarrhe, la bronchite et l'affaissement du poumon sont les avant-coureurs des tubercules; ils les font naître et mûrir.

Le docteur Libermann a lu à la Société Médicale des Hôpitaux de Paris, et a fait imprimer dans l'*Union Médicale*, un Mémoire très intéressant sur les inhalations du chlorhydrate d'ammoniaque dans les affections chroniques des voies respiratoires.

M. Libermann a employé l'inhalateur Lœwin. Son procédé est de beaucoup préférable aux procédés anciens (voir la description de l'appareil dans l'*Annuaire de thérapeutique et de Matière Médicale*, de A. Bouchardat, professeur d'hygiène, membre de l'Académie de Médecine de Paris, pour 1874). Dans la bronchite chronique, l'effet de la médication a été très prompt. 22 cas de bronchite chronique datant de plusieurs mois, ont guéri dans une moyenne de dix-sept à trente jours par l'inhalation de chlorhydrate d'ammoniaque, méthode Libermann, qui a aussi expérimenté certains corps inorganiques tels que le brome, l'iode et l'acide sulfhydrique.

La destruction des poumons par les tubercules dépend beaucoup du degré d'irritation de la membrane muqueuse, irritation qui, lorsqu'elle est très vive, les nourrit et les fait croître. C'est de là que proviennent la plupart des cas de phthisie pulmonaire, et je suis persuadé qu'il n'y en aurait qu'un où l'on en voit maintenant dix, si le malade avait soin de faire disparaître l'inflammation bronchique chronique, avant qu'il forme des tubercules; mais malheureusement, on n'avait pas accepté jusqu'à cette heure le moyen de combattre avec succès la bronchite chronique. L'inhalation seule donne ce moyen avec une certitude à laquelle on n'eût jamais osé rêver; il est difficile de faire comprendre au public le danger des retards. La bronchite n'étant pas très embarrassante, le malade se berce d'un vain espoir de la voir disparaître, la néglige, jusqu'au moment où il voit l'hémoptysie; mais alors il n'est plus temps; la phthisie est là, les tubercules sont déjà formés, il ne nous reste plus

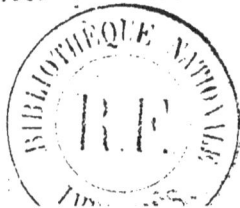

qu'à les empêcher de s'étendre et de détruire les poumons. Nous voilà entré maintenant à la *phthisie naissante,* c'est-à-dire à sa première période. Après que les tubercules se sont formés dans les poumons et avant qu'ils se soient ramollis, ils sont semblables à des grains de millet, petits, d'une couleur verdâtre et à moitié transparents ; on peut les considérer à cette époque comme le germe de la maladie ; ils grossissent, changent de couleur, se ramollissent ; ils sont toujours accompagnés d'une irritation de la muqueuse bronchique et d'un sang vicié par le défaut d'hématose sanguine. Le traitement, quand la phthisie atteint ce degré, est d'abord de calmer l'irritation pour empêcher l'inflammation qui provoquerait le ramollissement ; en second lieu, de chasser des tubes bronchiques les sécrétions gluantes, afin de permettre à l'air de pénétrer librement dans les parties affectées, et d'agir sur le sang vicié, de manière à neutraliser le carbone qu'il contient, et de le ramener, par une atmosphère artificielle oxigénée, à un état de pureté relative. Monsieur le docteur Chéron, rue Taitbout, n° 43, à Paris, a fait construire par M. Colin un appareil commode pour pratiquer les inhalations ; il se sert des essences oxigénées comme moyen d'arrêter la destruction ulcéreuse du poumon dans la phthisie. Vous trouverez la description de l'appareil dans l'*Annuaire de Thérapeutique et matière médicale* du professeur A. Bouchardat, pour 1874. Monsieur le docteur Chéron a expérimenté ce procédé, et lui attribue une puissance excessive. Par ses inhalations, l'expectoration, la dypsnée et la toux s'amendent, l'appétit revient, les forces se relèvent, la fièvre hectique s'atténue et disparaît bientôt, le malade augmente de poids; enfin, dans un très grand nombre de cas, nous avons eu, dit-il, la satisfaction de voir disparaître tous les phénomènes morbides et les malades revenir à la santé; mais combien il est triste de penser qu'à cette période de la maladie il y a comparativement peu de personnes qui s'aperçoivent du danger dont elles sont menacées; elles n'ignorent pas la nature insidieuse et trompeuse de la phthisie, et néanmoins elles restent sourdes aux avertissements jusqu'à ce que le mal se soit emparé de la citadelle de la vie. Hélas! combien d'ambitieux soupirant après la fortune, travaillent jusqu'à ce que la mort ait posé sur eux sa froide main, et les arrache aux jouissances qu'ils se promettaient, aux songes dorés dont l'avarice les avait bercés.

La phthisie invétérée. Il arrive malheureusement que la majorité de ceux qui consultent le médecin ont la phthisie fixée. J'entends par la phthisie fixée, qu'une partie considérable des poumons est remplie de gros tubercules ramollis et que tous les symptômes inquiétants, tels que la toux, l'expectoration, la fièvre hectique, les transpirations nocturnes, l'haleine courte, l'hémoptysie, l'amaigrissement et l'affaiblissement se manifestent plus ou moins. Un malade arrivé à cette période de la maladie peut encore être sauvé, la guérison est encore possible si le mal n'est qu'à la partie supérieure du poumon, comme c'est généralement le cas ; les chances de salut deviennent une grande probabilité. Cependant, je vous dirai que tous les cas de ce genre ne sont pas guérissables, pas plus que tous les cas d'une maladie quelconque. Il y a des personnes qui ont de très mauvaises constitutions, d'autres qui sont imprudentes, s'exposent et rechutent; mais j'affirme qu'il n'existe dans la nature de la phthisie ni dans aucune des périodes de cette maladie, rien qui empêche nécessairement une guérison. Il y a dans la phthisie fixée, dans la tuberculose ramollie, formation d'un fluide composé de mucus, de sang, de pus et de matière tuberculeuse ; le sang est vicié, la respiration est gênée et les forces vitales commencent à s'en aller. Pour opérer la guérison dans cette période de la maladie, il faut renverser la règle établie pour le traitement des deux autres périodes de la phthisie; ici il ne faut pas chercher à arrêter l'inflammation ulcérative, il faut au contraire la hâter. Le malade ne saurait trouver de soulagement que si la matière tuberculeuse ramollie est chassée; il faut donc favoriser l'expectoration, débarrasser le poumon des tubercules mûris; j'y parviens facilement à l'aide d'inhalations émollientes très chaudes qui remplissent le but de hâter le ramollissement d'abord, et de faciliter l'expectoration ensuite. Ce crachement doit durer de une à trois semaines; je change alors le traitement, et je le rends stimulant pour pousser à la cicatrisation de l'ulcère; je le rends altérant, afin qu'il arrête la formation des tubercules, et j'essaie de purifier le sang par l'inhalation des essences oxigénées; j'ajoute au traitement une nourriture riche, du bon vin et de légers exercices ; l'effet de ce traitement est d'une rapidité étonnante.

Il n'est pas toujours possible d'empêcher un second ramollissement, mais le cas est beaucoup moins grave : il ne s'agit que de quelques tubercules qui à la fin du premier ramollissement étaient trop avancés pour être pris par les vaisseaux absorbants. Ce danger, dans presque tous les cas, ne vient pas tant de la période de la maladie que du progrès de tuberculisation dans les poumons. On peut presque certainement cicatriser une petite caverne, une très grande caverne même, sous l'influence de vapeurs inhalées d'essences oxigénées, par la méthode du docteur Chéron ; mais de forts dépôts de tubercules gênent tellement les fonctions des poumons et affaiblissent tellement le système, qu'il est difficile d'organiser un plan de guérison. La règle pour moi est que lorsque tout un poumon seulement est engagé, si l'autre est sain, je ne désespère pas d'une guérison, car j'ai souvent vu revenir à la santé des malades que mes craintes m'avaient fait condamner, bien que je n'eusse pas ralenti mes efforts. Je ne connais pas de cas, même au troisième degré, quelque désespéré qu'il soit, où le malade ne puisse se relever à l'aide d'un bon traitement.

On ne gagne rien au désespoir, le Ciel récompense souvent celui qui lutte vaillamment, même quand il n'y a plus d'espoir. Le médecin a un devoir sacré à remplir, c'est de ne jamais cesser de combattre et de fortifier le malade ; il est vrai qu'il ne réussit pas tou-

jours; mais ceux pour lesquels il a été un instrument
de s alut, lui donneront une grande satisfaction.

L'ASTHME

L'asthme est une affection spasmodique des poumons, affection qui s'annonce par des attaques pério-
diques. Il se déclare subitement, et tant qu'il dure,
la respiration est fort difficile; mais quand la crise
est passée, le malade respire presqu'aussi aisément
que quand il est en bonne santé.

La crise peut éclater d'un moment à l'autre, le
jour ou la nuit; mais elle a lieu le plus souvent après
minuit et avant le matin. Le malade est réveillé
subitement par le manque de respiration et un poids
sur la poitrine. Il s'asseoit sur son lit, cherche l'air,
et dans les cas graves demande qu'on ouvre les portes
et les fenêtres. De grosses gouttes de sueur perlent
sur son front, ses yeux sont hagards, il a les lèvres
livides, les extrémités sont froides, et son cœur bat
violemment.

Les personnes qui ont de fortes attaques sont
insensibles à tout et ne demandent que de l'air. J'en
ai vu se mettre à la fenêtre et y rester des heures,
en plein hiver, sans paraître sentir le froid. C'est
exactement la même souffrance que celle de la suffo-
cation, et la malheureuse victime éprouve toutes les
horreurs de la noyade ou de la strangulation lente.

Mais, heureusement pour le malade, il ne perd
jamais confiance; il sait que la douleur passera bientôt et qu'il sera soulagé, après un temps plus ou moins

long; enfin, accablé par l'intensité de ses souffrances, il s'endort et l'accès est passé.

L'asthme nerveux, humide et sec sont des noms donnés aux différentes formes de cette maladie. L'emphysème est une autre espèce plus invétérée ; chacune de ces formes diffère quelque peu l'une de l'autre sous le rapport des symptômes, mais ces distinctions n'ont guère de valeur pratique. Il importe peu au malade de savoir de quelle forme d'asthme il est attaqué, attendu que ses souffrances sont toujours les mêmes.

Dans l'emphysème l'expectoration est généralement épaisse et se maintient ainsi entre les accès, la respiration devient plus courte à chaque effort.

Il n'y a pas de règle uniforme dans l'asthme. Chez l'un la maladie disparaît entièrement après un seul accès et ne reparaît qu'au bout de plusieurs semaines ; chez l'autre il y a plusieurs accès qui ne sont séparés que par de courts intervalles, puis le malade en est délivré pour longtemps ; l'odeur du foin, des roses, et même des écuries, produit souvent un paroxysme chez beaucoup de malades. Tout ceci paraît étrange pour qui ne sait rien de la maladie par expérience ; mais celui qui en est atteint le comprend bien. Quelques malades sont tellement sensibles, qu'ils ne peuvent, sans être oppressés, entrer dans une pharmacie où on pulvérise de l'ipécacuanha, ou dans un café où l'on fume du tabac. L'asthme dépend, plus qu'aucune autre maladie pulmonaire, de causes atmosphériques. La membrane muqueuse est d'une grande sensibilité à tout changement d'air, à la présence de la fumée ou de la poussière. Peu de personnes ont une idée quelconque de la puissante influence en bien ou en mal de ce que nous respirons. L'air est la grande source où nous contractons une foule de maladies. C'est seulement en nous en servant, comme d'un porteur de remèdes, que nous parvenons à guérir beaucoup d'entre elles. Cette remarque s'applique particulièrement aux affections des voies aériennes et par dessus tout à l'asthme.

Bien des personnes croient follement que l'asthme en lui-même n'est pas dangereux, et cependant les listes de mortalité prouvent à ceux qui les lisent que cette maladie fait beaucoup de victimes.

Le traitement de l'asthme a été jusqu'ici fort négligé; je m'étonne que les médecins aient dans le passé combattu cette maladie aussi légèrement; aujourd'hui, on en triomphe beaucoup plus facilement, en le traitant directement par l'inhalation.

Beaucoup de médecins de nos jours ont quelque peu recours à cette méthode. Ils brûlent du papier nitré, font fumer du stramonium, de la belladone, des plantes aromatiques, respirer de l'éther, du chloroforme, du camphre; ce ne sont là que de légères concessions faites aux idées nouvelles et progressives. Pour triompher de l'asthme, il faut rétablir la membrane muqueuse dans son état normal, dompter la sensibilité morbide qui amène les attaques. On ne peut atteindre ce but, qu'en se faisant traiter par des médecins qui savent administrer les médicaments par inhalation.

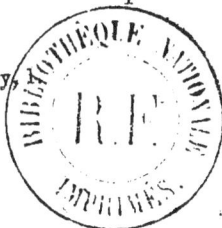

Toulouse. — Typ. BAYLAC, rue du May,

www.ingramcontent.com/pod-product-compliance
Lightning Source LLC
Chambersburg PA
CBHW050424210326
41520CB00020B/6740